AF375768

QUELQUES RÉFLEXIONS

SUR

L'ERGOTISME

GANGRÉNEUX,

SUIVIES D'UNE OBSERVATION SUR UNE DOULEUR SCIATIQUE.

LETTRE

Du Docteur Muret, a son ami Lortel, D.-M.

Neminem nomino quare irasci mih
nemo poterit, nisi, qui de se ante volueri
confiteri. Cic.

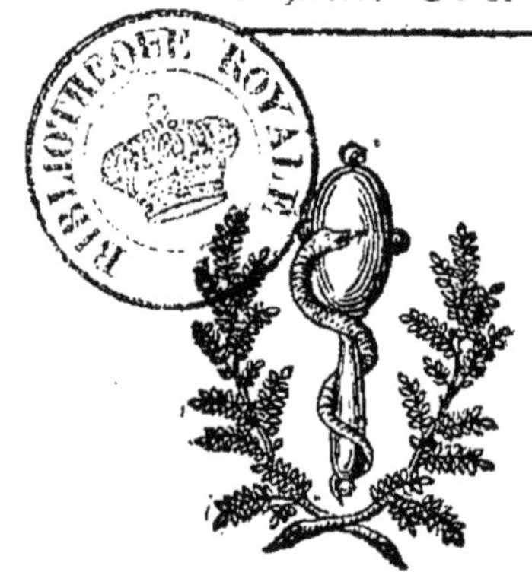

LYON,

DE L'IMPRIMERIE DE FR. MISTRAL.

1818.

A MONSIEUR LORTEL,

DOCTEUR EN MÉDECINE.

Tu as enfin terminé tes études en médecine , et te voilà *Médecin - praticien*. O mon ami , tu ne connais pas encore tout le poids de la chaîne qui , dès cet instant , te lie ! La jalousie de ceux de tes confrères qui n'ont du médecin que le nom , le *bavardage* des femmes , et la présomption de ces hommes qui , parce qu'ils ont de la fortune , croient avoir de la science , te feront bientôt maudire le moment où tu pris la résolution de sacrifier les plaisirs de tes plus belles années , à l'étude d'un art bien noble , il est vrai , mais trop souvent avili.

Tous les jours tu entendras dire que rien n'est plus précieux que la santé ; et tous les jours tu verras ceux même qui te paraîtront le plus convaincus de cette vérité , confier la leur à des charlatans , ou à des femmes.

Cependant , « les charlatans n'ont aucune connais-
« sance des parties de la médecine qu'ils se proposent
« d'exercer. Qu'est-ce , en effet , qu'un charlatan ?
« N'est-ce pas le plus souvent un débauché , qui ,
« s'étant déshonoré dans sa patrie , est obligé de

« prendre la fuite. Sans état et sans ressource, il ne
« quitte pas son ancien métier , il continue à être
« fripon, il accroche une formule , fait un onguent,
« un opiat , une poudre , et publie qu'elle est excel-
« lente pour tous les maux........ Gagner de l'argent,
« voilà son unique but ; faire la débauche, voilà sa
« fin (1). »

Il est une autre espèce de charlatans plus dange-
reuse encore que celle que je viens de signaler. Je
veux parler de ces hommes qui ont fréquenté les
écoles de médecine pendant quelques années , sans
jamais s'y occuper de ce qu'on y enseigne , et qui
vont ensuite , munis de brevets d'Officier de santé,
exercer la médecine dans les campagnes et même
dans les villes ; ceux-là se familiarisent avec toutes
les commères , leur parlent une langue inconnue ,
vantent le savoir qu'ils n'ont pas , parlent des études
qu'ils ne firent jamais , et bientôt on les voit prônés ,
fêtés et riches....

Qui pourrait ne pas être indigné en voyant de tels
abus ? Eh , quoi ! on punit sévèrement l'homme
d'affaires qui a manqué de probité ; et il n'y a pas
encore de lois pour punir celui qui se joue de la vie
de ses semblables ?

Palingenius se plaignait déjà de cet abus monstrueux:
« . . . . *Isti*
« *De quibus est sermo , de centum vix erit unus*
« *Quem sanare queant, quem non fortassè trucident.*

---

(1) Anarch. Méd. M. Gilibert.

(3)

« *Undè istud ! nisi quod pars horum maxima nescit*
« *Quid faciat , quid sit prorsùs medicina : sed ipsi*
« *Dum tantum incumbunt Sophiæ , et dialectica*
  « *discunt*
« *Vincla, quibus valeant indoctum nectere vulgus,*
« *Vix elementa artis medicæ et primordia libant.*
« . . . .
« . . *Tumidi incedunt, . . publica præmia poscunt ;*
« *Id satis esse putant (nec decipiuntur) ad hoc , ut*
« *Carnifices hominum sub honesto nomine fiant ,*
« *O miseræ leges quæ talia crimina fertis !*
« *O cæci reges qui rem non cernitis istam !*
« *Vosquibus imperium est, qui mundi fræna tenetis,*
« *Ne tantum tolerate nefas , hanc tollite pestem ,*
« *Consulite humano generi , quod nocte dieque*
« *Horum carnificum culpá mittuntur ad orcum !*
« *Vel perfectè artem discant, vel non medeantur* (1) ».

« L'art de guérir chez les anciens n'appartenait
« qu'aux hommes respectables , dont les cheveux
« blanchis et l'aspect imposant annonçaient une
« longue expérience et un grand fond de jugement.
« Chez les modernes , il est encore le partage de
« quelques hommes recommandables par leurs lu-
« mières ; mais ils sont étouffés par une foule de
« médicastres, qu'un sexe encore plus ignorant prône,
« et soutient jusque dans ses erreurs. C'est en pro-
« vince, et sur-tout dans les petites villes, que cette
« influence des femmes se fait sentir dans le soin des
« malades , et malheureusement pour ceux-ci , ce
« sont les plus ignorantes , les plus superstitieuses ,

____

(1) Palingenius *in leone.*

« et enfin celles qu'une dévotion forcée a fait retirer
« de la société, dont elles ne sont que le rebut ;
« ce sont celles, dis-je, qui le plus souvent dissertent
« sur la nature de la maladie et sur le choix du
« Médecin (1). »

Il est donc facile de concevoir que les *Médecins
charlatans* seront toujours préférés à ceux dont la
probité et le savoir les empêcheront d'avoir recours
à des moyens vils et bas pour parvenir ; ceux-là, en
effet, n'ont point de commères pour les prôner, ils
n'ont que leur savoir et leur conscience. Si un malade
est guéri par leurs soins, on ne manque pas de dire
que la nature a tout fait ; et s'il succombe sous l'effort
de la maladie, mille voix s'élèvent et crient qu'il a
été la victime de l'impéritie du Médecin. On ne se
rappelle point dans ce moment toutes les preuves de
savoir qu'il a donné précédemment ; on ne se rappelle
point le nombre d'années qu'il a consacrées à la
lecture des grands maîtres, à la méditation de leurs
meilleurs ouvrages ; on ne se demande point si chez
le malade il n'existait pas un vice particulier impos-
sible à combattre, en même temps que la maladie qu'il
compliquait. S'il meurt, je l'ai dit, on le regar de
comme son meurtrier : mais s'il ne meurt pas, si,
faisant appeler d'autres Médecins, il parvient avec le
temps et quelques remèdes à recouvrer la santé, ne
crois pas, mon ami, qu'il y aura des gens assez
raisonnables, assez justes, pour dire que le temps
est entré pour beaucoup dans la guérison de la ma-

____

(1) Corresp. méd. de plusieurs Indiens, M. Terre. — N...
(Isère.)

ladie. Non , on dira que le Médecin avait méconnu le mal , et que le malade a été très-heureux de trouver des hommes plus habiles.

Voilà des vérités auxquelles tu as de la peine à ajouter foi ; et ce sont , cependant , ces vérités qui me feraient volontiers abandonner la pratique de la médecine , si mon cœur et ma conscience ne me faisaient un devoir d'exercer un état que je crois avoir appris. Ne pense pas que ces mots soient dictés par un sot orgueil ; la conscience que chaque homme a de ses propres forces , et le profond mépris que j'ai pour les jaloux et pour les sots , me les ont fait prononcer.

Oh ! qu'ils sont injustes et cruels, ceux qui par leurs propos méchans viennent encore ajouter aux chagrins du Médecin ! Oui , il est vrai de le dire , le Médecin n'a presque pas un seul instant de bonheur ; toujours occupé de ses malades , ne songeant qu'à eux , absolument qu'à eux , il n'a pas une minute pour songer à lui ; ses devoirs excluent tous ses plaisirs , sa vie n'est qu'un long cours d'études pénible et souvent fastidieux.

Si on pouvait lire dans le cœur du Médecin , on y verrait les soucis , les chagrins , l'ennui qui y ont établi leur demeure. Forcé de sacrifier ses goûts et ses plaisirs , au salut de ses malades , on le voit toujours entouré d'un nuage épais ; il doit avoir soin de ne pas laisser lire dans son cœur , souvent même il ne doit pas se communiquer à son meilleur ami ; il il dévore ses chagrins , personne ne peut les soulager; et ses jouissances ! personne ne les partage.

Ce n'est pas tout encore , mon cher Lortel : souvent le Médecin est obligé de dire ce qu'il ne pense pas , et constamment il a pour auditeurs des sots qui ne manquent jamais de donner à ses paroles des interprétations fausses. Et , en effet , quel est le Médecin qui n'a pas été obligé, au moins vingt fois, de dire des absurdités pour calmer l'imagination d'un malade en délire ? Il ne peut pas se servir avec lui du langage de la médecine ; les Médecins seuls peuvent s'entendre.

Bien des gens , s'ils lisaient cette lettre , diraient : tous les Médecins ne sont pas malheureux , on en connaît grand nombre qui sont toujours gais auprès de leurs malades , et qui ne sont même pas tristes lorsqu'ils payent leur tribut à la nature. Mon ami , ceux-là ne sont pas Médecins , ce sont des bourreaux qui usent impunément du droit qu'ils ont d'assassiner, sans que les hommes puissent leur demander compte de leur conduite.

Le plaisir que j'ai à te communiquer , quelques-unes de mes réflexions , m'a entraîné bien loin du sujet principal de ma lettre ; mais lorsqu'on ne cherche pas à briller par l'éloquence des mots , on y vient sans peine en y venant sans détours.

ERGOTISME GANGRENEUX,

NECROSIS USTILAGINEA.

L'ERGOTISME gangreneux est connu depuis 1676. *Voyez le Journal des savans de la même année.* On eñ trouve une description dans les mémoires de l'Académie des sciences , *an* 1710 ; et Langius en 1717 en fit une description fort étendue , qu'on trouve consignée dans les *Act. de Leips:* , de l'année 1718.

Beaucoup d'autres après eux ont écrit sur cette maladie; on trouve l'extrait de leurs monographies dans le Dictionnaire des sciences médicales , *art. ERGOTISME GANGRENEUX ;* auteur , M. *Renaudin:*

Le seigle ergoté peut produire , disent certains auteurs, des convulsions ; on donne alors à cette maladie le nom d'*Ergotisme convulsif.* Je n'ai vu chez aucun de mes malades les symptômes nerveux portés jusque-là , soit qu'il y ait eu ou non développement de gangrène.

Langius et la majeure partie de ceux qui l'ont suivi , disent que l'Ergotisme gangreneux débute par des lassitudes , *sans aucune fièvre ni aucune agitation apparente dans le sang.* J'ai soigné vingt-deux malades atteints d'*Ergotisme gangreneux ;* je les ai presque vus tous au début de la maladie, et tous m'ont présenté une fièvre bien marquée. Le docteur, *Read* , dans son traité du seigle ergoté , rapporte que la maladie s'annonça en 1764, dans les environs d'Arras et de Douai , *par une douleur très-aiguë aux*

extrémités avec peu de gonflement , sans inflamma-
tion apparente , MAIS NON SANS FIÈVRE.

Quelques-uns de mes malades m'ont présenté une disposition bien opposée , puisque le développement des escarres gangreneuses a eu lieu ; chez un entr'autres , pendant la nuit , sans que son sommeil en ait été troublé , et sans qu'il se fût plaint auparavant d'aucune douleur locale (1).

Les Médecins qui nous ont laissé l'histoire de cette maladie , nous ont indiqué le mode de traitement qu'ils ont cru le plus convenable. Ceux de *Marbourg* conseillent les purgatifs , auxquels ils font succéder l'administration des amers et des sudorifiques à large dose. — *Langius* prescrivait les sudorifiques après avoir déterminé une secousse générale au moyen de l'émétique. — *Muller* n'employait que les vésicatoires et des antispasmodiques. — *Tissot* propose la saignée, mais faite avec circonspection , le vomissement plus ou moins répété , les purgatifs salins , auxquels il fait succéder de fortes doses de camphre et de quinquina, l'application de larges vésicatoires au cou et à la région du sacrum ; enfin , il veut qu'on fasse des incisions profondes dans les parties malades , qu'il recommande de fomenter continuellement avec une décoction vineuse de quinquina. — *Read* dit que l'état du pouls seul doit décider la nécessité de la saignée : il conseille les vomitifs lorsqu'on est bien assuré d'une congestion d'humeurs suburales dans les premières voies. Pour boisson , il conseille une infusion de fleurs de sureau , de guimauve et de

____

(1) Mais il y avait de la fièvre.

bouillon blanc, à laquelle on ajoute quatre cuillerées de vinaigre, autant de miel et un grain de tartre stibié, pour une pinte de liquide. Il veut, lorsque les malades se plaignent du froid et de l'engourdissement des membres, qu'on les couvre de compresses trempées dans une décoction de plantes aromatiques, et qu'on mette de larges emplâtres vésicatoires sur les endroits voisins des membres engourdis. En même temps, il soumet le malade à l'usage d'une décoction de quatre onces de bon quinquina, pulvérisé grossièrement, et d'une demi-once de sel ammoniaque ; on fait bouillir le tout dans un pot d'eau de fontaine, et l'on y ajoute sur la fin deux pincées de fleurs de camomille. Le malade doit prendre quatre onces de cette boisson toutes les trois heures ; et enfin, si l'engourdissement et le froid continuent, malgré l'emploi de ces moyens, on se servira de cette dernière préparation, pour fomenter les parties menacées de gangrène. *Extrait du Dict. des sciences médicales.*

Ces différentes manières de traiter l'Ergotisme gangreneux, aussi bien que les différentes descriptions qu'on nous en a données jusqu'ici, me font croire que cette maladie n'a pas toujours présenté les mêmes caractères, soit à raison de la constitution athmosphérique, soit à raison de la quantité d'ergot combiné avec le grain dont on faisait usage.

La misère fut générale dans toute la France en 1816 ; mais je doute fort qu'elle ait été aussi grande ailleurs que dans quelques hameaux du Dauphiné. J'ai vu souvent des malheureux faire bouillir des feuilles de hêtre au moment de la pousse, du fenouil, et quelques pommes de terre, pour assouvir la faim qui les dévorait.

Tous n'étaient pas réduits à cette triste extrémité ; mais tous souffraient , tous étaient disposés aux affections atoniques.

Bientôt des pluies chaudes survinrent, les blés grandirent rapidement , le grain se forma , mais il fut avarié en très-grande partie. Le seigle sur-tout présenta un sixième à peu-près d'ergot. On attendait cette récolte avec l'impatience de la faim : à peine le grain eut-il pris quelque consistance , que les malheureux , qui depuis long-temps manquaient de pain, moissonnèrent leur seigle , le firent sécher dans des fours, afin de pouvoir le réduire en farine, et en firent du pain qu'ils mangèrent tout chaud.

Quels accidens ne devaient-ils pas éprouver, puisque le seigle cornu est d'autant plus funeste qu'il est plus récent, et le pain qu'il produit d'autant plus nuisible qu'il est plus frais ! Aussi les vîmes-nous bientôt pris de fièvres insidieuses , de gangrènes sèches , de diarrhées séreuses , etc. etc.

Tous les malades qui ont été atteints de l'ergotisme gangreneux , et auxquels j'ai donné des soins, éprouvaient, dans le principe de la maladie , un sentiment de pesanteur qui se faisait sentir dans tout le corps , mais plus particulièrement dans les extrémités infé-rieures ; la tête était lourde , le ventre légèrement météorisé, quoiqu'aussi libre que dans l'état de santé ; les urines étaient rares. On trouvait la langue recouverte d'un enduit blanchâtre , quelquefois jaunâtre et le pouls grand , plein et fréquent , mais cependant ne résistant que faiblement à la pression du doigt : la soif était vive, sans être ardente , et souvent il y avait délire.

La durée de ce premier période de la maladie n'avait rien de bien constant : chez quelques-uns , elle n'allait pas au-delà du troisième ou du quatrième jour , et chez d'autres elle se prolongeait jusqu'au quinzième, et même jusqu'au dix-huitième. J'ai cru remarquer que les malades restaient dans cet état , d'autant plus long-temps qu'ils avaient usé d'une moins grande quantité de seigle ergoté.

Aussitôt ce premier période passé , les malades éprouvaient , le plus souvent , dans la partie qui devait devenir le siége d'une escarre gangreneuse , une douleur brûlante , supportable dans le principe , mais allant successivement en augmentant , jusqu'à faire quelquefois pousser des cris : la peau ne présentait pas un changement de couleur bien marqué , elle me paraissait seulement plus pâle qu'à l'ordinaire; les doigts des pieds ont été presque constamment primitivement affectés.

La fièvre changeait alors de caractère , le pouls de grand et vîte qu'il était , devenait faible et peu fréquent ; la peau était âcre et brûlante au toucher : il y avait prostration des forces , tintement des oreilles, stupeur , délire , le ventre se météorisait

davantage ; la langue se séchait et prenait la couleur
noire , la soif devenait plus intense , la face se
décoloroit , les déjections devenaient fétides , et les
malades se plaignaient d'une douleur sourde et pro-
fonde dans la région du foie.

Lé troisième période était marqué par la marche
de la gangrène qui était plus ou moins rapide , par
l'augmentation de tous les symptômes du second
période, et quelquefois par la mort.

Les symptômes du premier période sont ceux d'une
fièvre bilieuse bien prononcée , et les symptômes du
second , ceux d'une fièvre adinamique : il ne faut
donc plus s'étonner de voir des praticiens conseiller
l'émétique , tandis que d'autres le proscrivent et
recommandent l'usage des toniques. Cette différence
d'opinions vient sans doute de ce que les uns avaient
observé la maladie dans son premier période , et les
autres à son second.

. Les Membres de la commission de salubrité de
Grenoble , qui , autant que je puis le croire , n'ont
pas été à portée d'observer cette maladie , en ont
rédigé une histoire d'après quelques observations qui
leur avaient été communiquées. *Voy. le Bulletin
administratif des actes de M. le Préfet du département
de l'Isère , du* 29 *octobre* 1816.

La manière dont ils décrivent les prodrômes de
cette affection , me paraît très-inexacte , et le mode
de traitement qu'ils proposent me semble dénué de
bases certaines : ils veulent qu'on fasse vomir au

premier degré de la maladie ; ils savent qu'à cette époque il y a des mouvemens nerveux bien prononcés, et ils espèrent de les faire disparaître par ce moyen. Il faut en convenir , c'est-là donner à l'émétique une propriété qu'il n'eut jamais. Ils ajoutent que l'émétique produira des effets d'autant meilleurs, que l'état sabural sera plus prononcé ; mais ils ignorent que cet état sabural n'est que factice ; qu'il existe chez tous ceux qui ont fait usage du seigle cornu un état spasmodique , puis inflammatoire du foie ; que dèslors , ce viscère ne pouvant plus s'acquitter régulièrement de ses fonctions , laisse couler dans le duodénum et dans l'estomac , une bile mal élaborée qui devient la cause de tous les symptômes de saburre qui se font remarquer. Il n'est pas difficile de comprendre que si dans ces cas on emploie l'émétique , on augmentera le degré d'irritation de l'estomac, et consécutivement celui du foie.

Les purgatifs ne doivent être employés également qu'avec la plus grande circonspection. Il m'est arrivé une fois de purger une jeune fille , chez laquelle il y avait tension du ventre , sentiment de pesanteur et d'engourdissement dans tout le corps; aussitôt après, il y eut somnolence , délire, diarrhée, développement de la gangrène ; et ce ne fut qu'avec beaucoup de peine que je parvins à arrêter tous les accidens auxquels j'avais sans doute donné lieu moi-même.

Enfin , tous les moyens débilitans doivent être , je crois , proscrits dans le traitement de l'ergotisme gangreneux , et ils devaient l'être en Dauphiné , avec d'autant plus de raison , que la mauvaise nourriture de ses habitans avait préparé une voie à toutes les affections adinamiques.

Tous les malades que j'ai soignés ont été traités par les toniques unis aux antispasmodiques : leur boisson ordinaire était une limonade végétale , les potions étaient toniques et souvent opiacées ; le camphre et le musc , administrés sous forme de bols, et en lavemens , m'ont été aussi d'un grand secours.

Les antispasmodiques ont toujours amené du calme chez les malades ; mais le moyen qui les soulageait le plus promptement, était l'application, sur la région du foie , de cataplasmes préparés avec la farine de lin , et arrosés d'éther sulfurique.

Pour topiques , j'employais , lorsque la gangrène, s'accompagnait de douleurs très-vives, les cataplasmes de farine de lin , arrosés avec une dissolution d'opium dans de l'eau : ce moyen calmait les douleurs plus promptement que les fomentations avec le lait chaud., Lorsqu'au contraire elle se développait sans douleurs, ce que j'ai vu chez trois malades , je pansais avec des compresses trempées dans une décoction de tan et de quinquina , saturée de muriate d'ammoniaque.

Les substances onguentacées semblent favoriser les progrès de cette gangrène ; c'est ce que te prouveront les deux observations que tu liras tout-à-l'heure.

Il est inutile de te dire , sans doute , que la première chose que j'ordonnais à mes malades, c'était de ne plus faire usage du même pain ; les soins

hygiéniques que je leur prescrivais , tendaient aussi
bien que les médicamens à relever leurs forces.

Première Observation.

Marie *Bouillat* , de St-Jean-de-Bournay , âgée de
7 ans , éprouva tous les symptômes qui précèdent
le développement de l'ergotisme gangreneux , et sans
qu'on employât aucun des moyens qui pouvaient en
arrêter la marche ; le pied gauche se sphacéla par-
tiellement. Celui qui fut appelé pour lui donner des
soins , la pansa avec des corps gras pendant plus de
15 jours. Appelé à cette époque , je trouvai toute la
partie antérieure du pied sphacélée ; le pouls était
petit , serré et misérable ; la face était gripée et
plombée , le ventre météorisé et la tête douloureuse.
Sur-le-champ j'administrai à l'intérieur une décoction
d'écorce du Pérou , trois verrées par jour. Pendant
la nuit , je donnai un juleps camphré et musqué , et
le matin à jeûn , un bol opiacé. Le pied sphacélé
fut pansé avec une forte décoction d'écorce de
maronnier-d'inde et de cérisier , attendu qu'il n'y
avait presque pas de douleurs ; la portion du pied
qui n'était pas gangrenée et la partie inférieure de la
jambe furent recouvertes de cataplasmes émolliens.

Trois jours après l'emploi de ces moyens , je vis la
fièvre tomber , la gangrène se borner , et je pratiquai
l'amputation du pied à la méthode de Chopart. La
cicatrisation de la plaie, déterminée par l'opération, fut
difficile à obtenir , parce que je ne pus pas conserver les
tégumens de la face plantaire. Cependant , et lapeti
malade marche aujourd'hui sans béquille ni bâton.

On lui a fait faire une *bottine*, afin de prévenir la luxation du calcanéum sur les os de la jambe.

Deuxième Observation.

Pierre Vian , de Mépin , âgé de 54 ans , eut un pouce sphacélé à la suite de l'usage du seigle ergoté ; il le pansa avec un onguent qui lui fut donné par une dame ; il n'éprouvait que très-peu de douleurs , et sa santé était d'ailleurs assez bonne. Il vint cependant me consulter ; je lui conseillai l'usage des toniques, et je lui proposai de faire l'amputation du pouce gangrené : il s'y refusa et se retira en me disant qu'il y réfléchirait. Ses réflexions le menèrent à consulter une femme que l'ignorance des paysans fait passer pour sorcière ; elle lui conseilla de se mettre dans un appartement bien exactement fermé , d'y allumer un grand feu , afin d'exciter la transpiration , puis de se mettre dans son lit , et de se faire couvrir de choux pourris. Cette ordonnance fut ponctuellement suivie, et cinq ou six jours après les deux bras furent gangrenés ; la fièvre se développa, et des phlictènes gangreneuses se manifestèrent sur les extrémités inférieures et sur le ventre. Une dame, sa voisine , dont le plaisir est de faire le bien , me pria d'aller le voir ; je me rendis à son invitation , et je trouvai ce malheureux dans le délire ; le pouls était à peine sensible , la langue était noire et sèche , le ventre tendu , l'œil fixe et terne, je le crus perdu , et je le dis à cette dame. Je le soumis cependant à l'usage des médicamens que j'ai indiqués tout-à-l'heure, et juge de mon étonnement , lorsque huit jours après on me fit appeler auprès de lui ; je le trouvais sans fièvre, avec le ventre libre, et la langue rose et

humide : les phlictènes qui existaient sur les extrémités inférieures et sur le ventre avaient disparu ,
mais les deux bras étaient sphacélés. Je fis continuer
l'usage des mêmes moyens médicamenteux , et quelques jours après je pratiquai l'amputation circulaire
des deux bras , immédiatement au-dessous de l'in-
sertion des deltoïdes ; je réunis par première inten-
tion , et trois semaines après le malade a été parfaitement guéri.

Le docteur Quincieux, (1) de la Côte-St-André , mon
ami , qui a vu un assez grand nombre de malades ,
atteints d'ergotisme gangreneux , m'a communiqué
deux des observations qu'il a recueillies , et qui me
paraissent assez intéressantes pour devoir ici trouver
une place.

Première Observation.

André Monnet, ancien grenadier de la Garde ,
âgé de 32 ans , d'un tempérament bilioso-sanguin ,
natif de Bossieux , fut atteint dans le courant du
mois d'août 1816 , de douleurs très-vives aux deux
jambes, avec rougeur peu prononcée , et sentiment
de froideur et de fourmillement aux parties les plus
éloignées. Dans cet état , il consulta M. Berlioz ,
médecin à la Côte-St-André , qui lui ordonna des
pédiluves simples et des fumigations avec le genièvre.
N'éprouvant aucun soulagement de ce traitement, il
me fit appeler le 1.er septembre ; je trouvai le
malade avec la face rouge , les yeux ardens , le

---

(1) Sa thèse et son nom sont honorablement cités , par
M. Guersent, dans le *Dict. des Sc. Méd. art.* GASTRITE.

pouls grand et plein ; la soif était intense., et son goût pour les acides était bien prononcé. J'administrai le tartrite antimonié de potasse qui produisit une grande évacuation de matières vertes. Je prescrivis en même temps un liniment ammoniacal , avec addition de teinture de cantharides ; et à l'intérieur une boisson acidulée.

Je prévins le malade et ses parens , que la gangrène était à craindre ; et je me retirai en leur disant de me faire appeler incessamment.

Je ne fus appelé que le 13 , et je trouvai l'infortuné malade dans l'état suivant : orteils bleuâtres et ridés , les pieds et la partie inférieure des jambes gonflés et parsemés de phlictènes qui donnaient issue à un ichore d'un roux tirant sur le noir ; sensibilité nulle , sur-tout au pied gauche ; facies décoloré et plombé ; pouls petit et fréquent ; anxiétés ; douleurs intolérables pendant la nuit ; délire tantôt gai, tantôt triste.

J'ordonnai la décoction de quinquina camphrée , cinq grains d'extrait gommeux d'opium pour le soir , en deux doses : je fis appliquer sur les parties gangrenées des compresses imbibées d'une forte décoction d'écorce de marronnier-d'inde , de saule et de chêne , avec addition d'alkool camphré ; et je fis de profondes scarifications aux régions dorsale et plantaire. Trois jours après, je revis le malade ; à peine pouvait-il résister à une chaleur brûlante et à des cuissons extraordinaires ; je prescrivis la décoction de quinquina rouge uni au camphre , l'opium brut à la dose d'un grain , uni à trois grains de camphre , à quatre grains de sel de nitre, le tout combiné avec le sucre : dose répétée toutes les trois heures.

Trois jours après, cercle inflammatoire bien marqué ; pouls plus développé ; douleurs moins vives ; plus de délire. Continuation des mêmes moyens.

La gangrène parfaitement bornée, et la chûte des parties mortes abandonnées pendant quelque temps à la nature, se faisant trop long-temps attendre, je me décidai à pratiquer une opération que le malade demandait et que son état rendait nécessaire. Pour cela, je le fis transporter à la Côte-St-André, et j'appelai en consultation deux de mes Confrères, MM. Rivoire et Buisson. Je leur fis la question suivante : Ne serait-il pas plus avantageux pour le malade, d'amputer le pied à la méthode de Chopart, quoiqu'une circonstance bien défavorable se présente, la gangrène de la plante du pied, que d'amputer la jambe dans le lieu d'élection ? Après un examen attentif, mes deux Confrères se prononcèrent pour l'amputation de la jambe ; je leur fis observer que le malade était courageux et bien décidé à supporter une seconde opération, si la première était insuffisante, et que d'ailleurs toutes les parties qui entrent dans la composition du talon étaient encore parfaitement saines. Ils se rangèrent alors à mon avis, et je pratiquai l'amputation du pied à la méthode de Chopart, le 16 octobre, en conservant le plus de tégumens qu'il me fût possible.

J'ai eu la satisfaction de voir couronner d'un plein succès, une opération qui *aurait fait plus de bruit par la non réussite qu'elle n'en a fait, en conservant à cet infortuné un membre qui lui servira toujours mieux qu'une jambe de bois.*

Le docteur Muret , mon brave ami , a vu le malade au moment où la plaie déterminée par l'opération était presqu'entièrement cicatrisée.

QUINCIEUX, D. M.

DEUXIÈME OBSERVATION.

Marie Vinsendon , âgée de 13 ans , d'un tempérament éminemment lymphatique , native et habitante du Lieu - Dieu , éprouva dans les premiers jours du mois d'août 1816 , des douleurs violentes dans les extrémités abdominales , des anxiétés et des insomnies très - fatigantes. Dans cette pénible situation , elle fit appeler certain homme que l'ignorance des habitans des campagnes a fait médecin , qui saigna , purgea , appliqua des vésicatoires et des sang-sues aux pieds et à la partie inférieure des jambes ; ordonna des fomentations émollientes , des emplâtres de différentes espèces , etc. ; mais point de quinquina , point de camphre , point d'opium.

Je fus appelé le 24 du même mois , et je trouvai la malade dans la situation suivante : sphacèle de toute là partie antérieure du pied gauche ; une rougeur foncée se faisait remarquer sur la partie inférieure de la jambe et sur le pied droit ; facies décoloré , pouls petit , déprimé et irrégulier ; prostration des forces ; douleurs brûlantes dans les membres ; anxiétés , soupirs , crainte de la mort. Je prescrivis à la malade une décoction de quinquina et de valériane camphrée, et acidulée avec le jus de citron ; des pilules faites avec l'extrait gommeux d'opium , le camphre et le nitre à haute dose , eu égard cependant à l'âge.

J'ordonnai des lavemens de quinquina , de camphre et de musc ; je pratiquai sur les parties malades des scarifications , et l'on pansa avec une décoction de quinquina aiguisée avec l'alkool camphré ; on usa des mêmes remèdes les 25, 26 et 27 du même mois. Le 28 je revis la malade ; le pouls était plus élevé et moins irrégulier ; les anxiétés étaient moindres ; les sueurs donnaient une odeur fétide : il y avait un peu plus de vigueur dans les yeux ; le pied gauche était dans le même état , et la couleur du droit était moins foncée. Alors , je prescrivis le quinquina en substance uni au camphre ; je donnai l'opium brut à la dose d'un et même de deux grains , toutes les deux ou trois heures ; et ce n'est qu'à cette dose que j'ai vu les douleurs se calmer.

Le 10 septembre , il y eut un cercle inflammatoire bien marqué ; la rougeur et le gonflement des jambes avaient disparu ; les douleurs étaient moins vives ; il y avait tranquillité au moral , sommeil de deux ou trois heures. J'ordonnai le vin de quinquina et la décoction simple de la même substance : bientôt la suppuration s'établit dans le voisinage des parties sphacélées , et j'abandonnai à la nature le soin d'opérer la séparation des parties mortes. Cependant , au bout de quelque temps , la puanteur devint insupportable ; la malade avait des dégoûts , et je fus forcé d'opérer moi-même. J'enlevai tous les orteils avec assez de facilité , car la gangrène était bornée circulairement presque vis-à-vis des articulations métatarso-phalangiennes : une partie de l'opération fut pratiquée dans le vif, et l'autre dans le mort. La malade marche aujourd'hui sans béquille ni bâton , et jouit d'une fort bonne santé.

QUINCIEUX, D. M.

J'ai répété les expériences de *Read* et de *Salerne*, sur les mouches et sur les cochons, et j'ai obtenu les mêmes résultats ; cependant mon expérience sur une truie d'un an, me semble présenter quelques différences.

Je la fis nourrir avec la farine de seigle ergoté mêlée, à la quantité d'un quart à peu près, avec des pommes de terre ou de la farine d'orge. Au bout de trois semaines, le ventre se météorisa, les jambes commencèrent à se gangrener : quelques jours après, la diarrhée survint ; et le trente-deuxième jour, la truie expira dans un état convulsif.

J'en fis l'ouverture, et je trouvai dans l'estomac un liquide noirâtre et puant, qui ne ressemblait nullement aux alimens dont je la nourrissais ; la muqueuse était fortement phlogosée, le foie était très-volumineux, et présentait à sa face inférieure deux taches noirâtres, de la largeur d'une pièce de trois livres, et qu'on peut regarder comme gangreneuses : l'utérus était dans un état complet de suppuration.

Dès-lors, je compris que le seigle ergoté agissait évidemment sur l'organe utérin, et j'ai essayé depuis de l'administrer comme médicament aux femmes en couche ; mais je n'ai point observé, comme M. Prescot, qu'il facilitât l'accouchement. Au reste, ce grain détérioré n'agit qu'autant qu'il est frais. Quel secours pourrait-on donc en retirer, vers le milieu et vers la fin de l'année ?

Voilà, mon ami, mes réflexions et mes observations sur l'Ergotisme gangreneux. Maintenant je vais te parler d'une sciatique qui s'est terminée par une tumeur blanche de l'articulation iléo-fémorale.

M. R**, directeur de la verrerie de B***, âgé de 45 ans, d'un tempérament bilioso-sanguin, assez vigoureusement constitué, était ordinairement pris tous les ans ou tous les deux ans, d'un érysipèle gastrique, qu'on combattait toujours en provoquant le vomissement avec l'ipécacuanha.

Dans le courant du mois de juillet 1817, il voulut, armé d'une hâche, fendre du bois ; il fit des efforts, et bientôt tout son corps fut mouillé de sueur. Il s'assit imprudemment au pied d'un arbre, et quelques instans après, il éprouva une douleur extrêmement vive dans la région lombaire. Dès le lendemain, cette douleur se propagea dans la fesse et dans la cuisse, en suivant exactement le trajet du grand nerf sciatique ; alors inclinaison du tronc sur le côté malade, gêne dans la progression. M. R**, ne jugea cependant pas encore à propos de consulter aucun Médecin ; il espérait que les chaleurs du mois d'août feraient disparaître sa douleur qu'il regardait avec raison comme rhumatismale. Vaine espérance ! les chaleurs du mois d'août ne lui procurèrent aucun soulagement.

Ce fut vers la fin de ce mois que M. R** vint me consulter, et il ne se plaignait absolument que de sa douleur : le pouls était régulier, grand et plein; le teint clair, l'appétit bon, et le sommeil n'était que rarement troublé ; la langue parfaitement rose et humide, n'offrait pas le moindre symptôme de

saburre. Rien n'indiquait donc la nécessité des purgatifs , ni celle de l'émétique ; aussi ne commencé-je
point le traitement de M. R** par l'emploi de ces
moyens.

Je me contentai d'employer la méthode de *Cotunni:*
je fis mordre entre le grand trochanter et la tubéro-
sité ischiatique , douze sang - sues , qu'on laissa
saigner pendant une demi-heure après qu'elles furent
tombées ; puis je fis successivement appliquer plusieurs vésicatoires volans sur le trajet du grand nerf
sciatique. En même temps, j'administrai à l'intérieur
la tisanne de vegaroux , et la teinture volatile de
gaïac , dans une infusion de treffle d'eau ; je faisais
aussi frictionner la partie souffrante avec des linimens
ammoniacaux, puis avec l'éther acétique préconisé par
M. Petit , de Lyon , dont la mémoire sera toujours
chère aux ames sensibles et à ceux qui aiment l'art de
guérir.

Tous ces moyens , il faut en convenir , ne sou-
lagèrent le malade que momentanément , et bientôt
les douleurs se réveillèrent avec une intensité qu'elles
n'avaient pas encore eue : le sommeil fut troublé ,
l'appétit tomba , la langue devint lisse et blanchâtre ,
le pouls se serra , le teint devint jaune , et le ventre
cessa d'être libre. Je pris alors le parti d'évacuer le
malade, et je le fis avec précaution , car je n'ignorais
point que chez lui les viscères abdominaux , et le foie
entr'autres avaient les plus grandes dispositions à
devenir malades. Je donnai seulement une chopine de
petit lait , dans laquelle on fit infuser deux onces de
pulpes de tamarin et deux gros de pulpes de casse ,
à prendre le matin à jeûn , en trois verrées et à

demi-heure d'intervalle ; huit selles furent déter-
minées par ce léger purgatif, et il y eut dans l'état
du malade un soulagement bien marqué. Ce mieux-
être ne fut pas de longue durée. Quelques jours après,
les douleurs se firent sentir avec autant de force qu'auparavant : nouvelle purgation, mais sans soulagement marqué. Enfin, je provoquai le vomissement
de matières bilieuses, en faisant prendre au malade
vingt-cinq grains d'ipécacuanha bouillis. Je n'obtins
pas de l'emploi de tous ces moyens des résultats
bien avantageux ; mais au moins l'état du malade
n'en fut-il pas empiré. Cependant, je m'aperçus,
peu de temps après, qu'il y avait un gonflement
du foie, et une bile mal élaborée entretenait une
diarrhée qui s'accompagnait de coliques hépatiques.
J'ordonnai les grands bains : au deuxième, la douleur
de la cuisse devint plus vive que de coutume ; la fièvre
survint avec le délire ; enfin, un érysipèle de la face
se développa : alors cessation presqu'entière de la
douleur sciatique. Le malade crut que la nature, en
reprenant chez lui sa marche accoutumée, allait
amener sa guérison : je le pensai comme lui.

La marche de l'érysipèle fut régulière ; et à sa dispa-
rition, la douleur sciatique, les coliques hépatiques
et la diarrhée reparurent en même temps. J'ordonnai
des lavemens émolliens, l'application sur la région
du foie, de cataplasmes faits avec la farine de froment
et les racines jaunes, et pour tisanne, une infusion
de fleurs de mauves gommée. J'obtins de ces moyens
tout ce que je pouvais en attendre, puisque je vis
les coliques hépatiques et la diarrhée disparaître au
bout de peu de jours.

La douleur sciatique se faisait cependant toujours sentir avec la même violence , et je ne tardai pas à m'apercevoir d'un gonflement léger dans la fesse , et d'un allongement à peine sensible dans l'extrémité souffrante. Je songeai à l'ustion des moxas , et j'engageai le malade à faire appeler en consultation quelques-uns des Médecins qui nous environnaient : il s'y refusa. Je lui proposai de l'accompagner jusqu'à Lyon , pour y consulter MM. Viricel et Bouchet; (1) et je cessai de le voir.

Ce ne fut que quinze jours après ma dernière visite, que M. R** partit pour Lyon , où il arriva bien souffrant , et dans un état bien différent de celui dans lequel je l'avais laissé , puisqu'on n'eut pas de temps à perdre pour prévenir une *luxation immi- nente* de la cuisse. Le docteur Parat , praticien ré- puté , lui a donné des soins : vingt - six cautères ont été successivement établis en différentes parties de la cuisse et de la fesse.

Voilà, mon ami, une observation qui, sans doute, ne te paraît point extraordinaire : tu ne t'étonnes pas de voir une douleur sciatique résister aux remèdes; tu ne t'étonnes pas non plus de voir survenir à sa suite un gonflement de l'articulation ileo - fémorale : ces accidens ne sont malheureusement que trop fré- quens. (2) Mais ce qui t'étonnera peut-être , ce sont

---

(1) Citer leurs noms , c'est faire leur éloge.

(2) Cette terminaison des douleurs rhumatismales , est si fréquente , que l'illustre Bell en a fait une maladie particulière, connue sous le nom de tumeur blanche rhumatismale.

les sots propos auxquels donne lieu la maladie d'un homme riche. Il semble que la mort doit le respecter plus que les autres : on ne veut pas se rappeler que tous les hommes naissent mortels.

Je sais que la douleur égare souvent les personnes les plus raisonnables ; mais la douleur ne doit pas rendre injuste.

Quelques personnes ont osé blâmer le mode de traitement que j'ai employé pour la cure de M. R** , et il m'est facile de prouver que j'ai agi comme je devais le faire : tu en seras bientôt convaincu , si tu veux ouvrir et lire *Lazare Rivière* , l'un des meilleurs Médecins-praticiens qui aient écrit.

Il caractérise la douleur ischiatique par ces mots ;

Dolor ischiadicus ab aliis arthritidis speciebus in eo precipuè differt , quod in his dolor solos articulos occupat ; in illo verò non in sola est coxendice , sed etiam summam natem , et lombos et os sacrum occupat, ac in femur, tibiamque et extremum pedem exporrigitur. (1)

N'est-ce pas là la maladie de M. R** ?

J'ai fait mordre sur la partie malade dix ou douze sang-sues , et Lazare Rivière dit :

---

(1) La douleur sciatique diffère des douleurs arthritiques, en ce que celles-ci n'occupent que les articulations , tandis que la douleur sciatique occupe non - seulement l'articulation iléo-fémorale ; mais encore la fesse, les lombes , l'os sacrum , et se propage dans la cuisse , dans la jambe , et s'étend même jusqu'à l'extrémité du pied.

(28)

Valdè conferunt hirudines octo vel decem parti affixæ, quæ à Paulo et Aureliano probantur. (1)

J'ai fait succéder à l'application des sang-sues, celle des vésicatoires ; et je lis dans Lazare Rivière :

Si malum pertinaciter hæreat, ad vesicatorium transeundum est , quod parti admotum materiam morbificam evellit. (2)

· J'ai purgé mon malade, je l'ai fait avec précaution, ayant égard à l'état des viscères abdominaux ; et Lazare Rivière dit cependant :

Purgationes fortiores hic locum habent. (3)

· Je l'ai fait vomir ; et le même auteur dit encore :

Vomitoria à multis præferuntur purgantibus per alvum , cùm per locum à parte affecta remotiorem , humores vitiosos evacuent. (4)

____

(1) Un fort bon moyen à employer , et qui est approuvé par *Paulus* et par *Aurelianus ,* c'est l'application de huit ou dix sang-sues sur la partie malade.

(2) Si la maladie résiste opiniâtrément à l'emploi de ces moyens, il faut en venir à l'application du vésicatoire, qui , mis sur la partie douloureuse elle - même , porte au-dehors la matière morbifique.

(3) Les purgatifs violens, trouvent ici leur cas d'application.

(4) Plusieurs préfèrent les vomitifs aux purgatifs ; et la raison qu'ils en donnent , c'est que les premiers évacuent les humeurs vicieuses par un lieu plus éloigné de la partie malade.

Sauvage dit aussi , que souvent une secousse dé-terminée par quelques grains d'ipécacuanha , a fait disparaître des douleurs rhumatismales qui avaient résisté à tous les autres moyens médicamenteux.

J'ai ordonné fréquemment des lavemens ; et Lazare Rivière dit d'une manière précise :

Toto curationis decursu clysteres frequentes inji-ciendi sunt , ut materiæ morbificæ portio ad intestina derivetur. (1)

J'ai prescrit les grands bains , et *Lazerme* les conseille dans l'espèce de rhumatisme qu'il appelle *chaud* , et dont la description a des rapports frappans avec la maladie qui m'occupe.

J'ai proposé l'ustion des moxas ; et le Père de la médecine s'exprime en ces termes dans son soixantième aphorisme :

Quibus diuturno coxendicum dolore infestatis coxa excidit , iis crus contabescit , et claudicant NISI URANTUR. (2)

Enfin , M. R** est mort à Lyon , des suites de sa maladie ; et Lazare Rivière dit :

---

(1) Dans le cours du traitement , donnez fréquemment des lavemens afin de dériver une partie de la matière morbifique sur le tube intestinal.

(2) Ceux qui sont travaillés depuis long - temps d'une douleur sciatique , voient la cuisse s'allonger , maigrir , et la clau-duation a lieu , si on n'applique pas le feu.

Materia dolorem ischiadicum efficiens aliquandò suppuratur , et in abscessum convertitur : quod docuit Hipp. 3 epid. in hist. Eupolemi , qui talem abscessum passus est , et ex eo tabidus interiit. (1)

Je ne pense pas devoir m'occuper plus long-temps de la maladie de M. R** , et je ne m'en serais pas même occupé, si le sage n'avait pas écrit : *Curam habe de bono nomine ;* car je sais bien que , *non magis lædunt injuriæ quàm aquæ pluviales fungum.*

Je ne terminerai cependant pas cette lettre sans te faire connaître une réflexion du célèbre Glandorp, au sujet de ces hommes qui exercent l'art de guérir sans en avoir les connaissances nécessaires , et qui se préfèrent toujours à tous :

Invenias non paucos qui vis tonstrinam aut balneum ingressi, odontagra aut cucurbitula uti nôrunt , vacillantem aut putridum evellere dentem auferre forcipe , eradicare , phlebotomo venam aperire , incidere , splenium aliudve emplastrum aut malagma concinnare et affecto loco applicare , tentamque conficere queant , tanquam ex his puerilibus rudimentis omnia teneant , ingredi tamen audeant labyrinthum illum , sanè satis intricatum chirurgiam. Multi quoque , hac audacis seculi tempestate reperiuntur , qui se ausint expertissimos chirurgos profiteri et pro doctissimis artificibus haberi et estimari velint.

---

(1) La matière qui donne lieu à la douleur sciatique , passe quelquefois à l'état de suppuration et forme un dépôt. C'est ce que nous enseigne Hypocrate. *Epid.* 3. dans l'histoire d'Eupolcène qui eut un dépôt de ce genre , et mourut dans un état tabique.

L'auteur de la correspondance médicale de plusieurs Indiens , qui a bien senti combien les femmes étaient dangereuses pour les malades et pour les Médecins , leur adresse les pages suivantes :

« Vous êtes femme , N. , vous êtes entêtée ,
« bizarre et superstitieuse. (1) Ce n'est point un re-
« proche que je fais à vous , je le fais à la nature :
« elle n'a donné à votre sexe qu'un éclat passager qui
« lui soumet les hommes , et un orgueil qui ne
« s'abaisse pas même quand son règne a cessé.
« Pendant que vous étiez dans la gloire de votre âge ,
« une jeunesse studieuse passait ses belles années
« dans l'obscurité de l'étude et le silence de la médi-
« tation ; et vous , occupée à captiver les regards ,
« vous ignoriez seulement s'il y avait dans le monde
« d'autre art que celui de plaire.......

« N'entrez donc point avec nous dans les temples
« consacrés à l'étude , elle exige le sacrifice des
« premières années de la jeunesse ; et vous avez
« passé la vôtre dans les plaisirs : vos cheveux blanchis
« dans l'ignorance seraient pour elle un sacrilége ;
« fuyez donc ces lieux , et quand les circonstances
« de la vie exigeront qu'un docte se communique à
« vous pour vous commettre le soin de quelque

____

(1) Je te prie , mon cher Lortel , de ne faire l'application de ces mots , qu'aux femmes qui s'occupent des maladies et des Médecins , car nous dirons toujours des autres , avec Thomas : que sans ce sexe adorable , le commencement et la fin de notre vie seraient sans secours , et le milieu sans plaisir.

« malheureux souffrant, écoutez-le avec soumission ,
« et abstenez-vous de parler. »

« N. , écoutez-moi long-temps , votre piété vous
« a attachée au service des malheureux ; mais cette
« piété trop fière , vous fait croire que le zèle doit
« suppléer aux lumières que vous ne pouvez avoir ,
« et vous fait dispenser d'entendre les conseils salu-
« taires des Ministres de la santé. Ces Ministres
« vénérables , moins par les années que par une
« étude approfondie des misères humaines , doivent
« être pour vous des oracles : ainsi , tenez-vous dans
« un profond respect pendant leurs décisions.....

« Je vous le répète , dans les maux de toute
« espèce qui tendent à la destruction de notre corps,
« vous manquez des connaissances nécessaires pour
« y remédier de votre autorité. Consultez donc ,
« exécutez fidèlement les ordonnances , et ne pouvant
« commander , sachez obéir ; c'est la fin qui vous
« est proposée : en vous créant , la nature n'en eut
« point d'autre , et si dans le monde savant elle a
« voulu vous faire jouer le rôle d'un homme quand
« vous avez cessé de remplir celui de femme , croyez
« qu'elle a manqué son but. » (1)

Voilà , mon ami , bien des phrases , bien des
citations qui te paraîtront pour le moins inutiles ;
mais ne sais-tu pas qu'il est toujours prolixe , qu'il
est toujours babillard , celui qui sent profondément
l'injustice qu'on lui fait.

____

(1) Corresp. Méd. de plusieurs Indiens.

Les Médecins devraient toujours mépriser les sots propos et les sottes gens , me diras-tu ; mais les Médecins n'ont pas toujours une ame de bronze ; il en est même dont la sensibilité va quelquefois jusqu'à la faiblesse.

Oh ! qu'il avait raison M. Petit , de Lyon , lorsqu'il écrivait :

« L'art est borné , Forlis , ses doutes , ses erreurs ,
« Au Médecin sensible ont coûté bien des pleurs. »

Cura ut valeas , vale et me ama ,

MURET, D.-M.